WOCHE:

	FRÜHSTÜCK	MITTAGESSEN	ABENDESSEN	SNACKS
MONTAG				
DIENSTAG				
MITTWOCH				
DONNERSTAG				
FREITAG				
SAMSTAG				
SONNTAG				

EINKAUFSLISTE

Notizen/Symptome/Unverträglichkeiten:

	FRÜHSTÜCK	MITTAGESSEN	ABENDESSEN	SNACKS
MONTAG				
DIENSTAG				
MITTWOCH				
DONNERSTAG				
FREITAG				
SAMSTAG				
SONNTAG				

EINKAUFSLISTE

Notizen/Symptome/Unverträglichkeiten:

WOCHE:

	FRÜHSTÜCK	MITTAGESSEN	ABENDESSEN	SNACKS
MONTAG				
DIENSTAG				
MITTWOCH				
DONNERSTAG				
FREITAG				
SAMSTAG				
SONNTAG				

EINKAUFSLISTE

Notizen/Symptome/Unverträglichkeiten:

WOCHE:

	FRÜHSTÜCK	MITTAGESSEN	ABENDESSEN	SNACKS
MONTAG				
DIENSTAG				
MITTWOCH				
DONNERSTAG				
FREITAG				
SAMSTAG				
SONNTAG				

EINKAUFSLISTE

Notizen/Symptome/Unverträglichkeiten:

WOCHE:

	FRÜHSTÜCK	MITTAGESSEN	ABENDESSEN	SNACKS
MONTAG				
DIENSTAG				
MITTWOCH				
DONNERSTAG				
FREITAG				
SAMSTAG				
SONNTAG				

EINKAUFSLISTE

Notizen/Symptome/Unverträglichkeiten:

WOCHE: ______________________________

	FRÜHSTÜCK	MITTAGESSEN	ABENDESSEN	SNACKS
MONTAG				
DIENSTAG				
MITTWOCH				
DONNERSTAG				
FREITAG				
SAMSTAG				
SONNTAG				

EINKAUFSLISTE

Notizen/Symptome/Unverträglichkeiten:

WOCHE:

	FRÜHSTÜCK	MITTAGESSEN	ABENDESSEN	SNACKS
MONTAG				
DIENSTAG				
MITTWOCH				
DONNERSTAG				
FREITAG				
SAMSTAG				
SONNTAG				

EINKAUFSLISTE

Notizen/Symptome/Unverträglichkeiten:

	FRÜHSTÜCK	MITTAGESSEN	ABENDESSEN	SNACKS
MONTAG				
DIENSTAG				
MITTWOCH				
DONNERSTAG				
FREITAG				
SAMSTAG				
SONNTAG				

EINKAUFSLISTE

Notizen/Symptome/Unverträglichkeiten:

WOCHE:

	FRÜHSTÜCK	MITTAGESSEN	ABENDESSEN	SNACKS
MONTAG				
DIENSTAG				
MITTWOCH				
DONNERSTAG				
FREITAG				
SAMSTAG				
SONNTAG				

EINKAUFSLISTE

Notizen/Symptome/Unverträglichkeiten:

WOCHE:

	FRÜHSTÜCK	MITTAGESSEN	ABENDESSEN	SNACKS
MONTAG				
DIENSTAG				
MITTWOCH				
DONNERSTAG				
FREITAG				
SAMSTAG				
SONNTAG				

EINKAUFSLISTE

Notizen/Symptome/Unverträglichkeiten:

	FRÜHSTÜCK	MITTAGESSEN	ABENDESSEN	SNACKS
MONTAG				
DIENSTAG				
MITTWOCH				
DONNERSTAG				
FREITAG				
SAMSTAG				
SONNTAG				

EINKAUFSLISTE

Notizen/Symptome/Unverträglichkeiten:

	FRÜHSTÜCK	MITTAGESSEN	ABENDESSEN	SNACKS
MONTAG				
DIENSTAG				
MITTWOCH				
DONNERSTAG				
FREITAG				
SAMSTAG				
SONNTAG				

EINKAUFSLISTE

Notizen/Symptome/Unverträglichkeiten:

WOCHE: ___________________________

	FRÜHSTÜCK	MITTAGESSEN	ABENDESSEN	SNACKS
MONTAG				
DIENSTAG				
MITTWOCH				
DONNERSTAG				
FREITAG				
SAMSTAG				
SONNTAG				

EINKAUFSLISTE

Notizen/Symptome/Unverträglichkeiten:

WOCHE: _______________

	FRÜHSTÜCK	MITTAGESSEN	ABENDESSEN	SNACKS
MONTAG				
DIENSTAG				
MITTWOCH				
DONNERSTAG				
FREITAG				
SAMSTAG				
SONNTAG				

EINKAUFSLISTE

Notizen/Symptome/Unverträglichkeiten:

	FRÜHSTÜCK	MITTAGESSEN	ABENDESSEN	SNACKS
MONTAG				
DIENSTAG				
MITTWOCH				
DONNERSTAG				
FREITAG				
SAMSTAG				
SONNTAG				

EINKAUFSLISTE

Notizen/Symptome/Unverträglichkeiten:

WOCHE:

	FRÜHSTÜCK	MITTAGESSEN	ABENDESSEN	SNACKS
MONTAG				
DIENSTAG				
MITTWOCH				
DONNERSTAG				
FREITAG				
SAMSTAG				
SONNTAG				

EINKAUFSLISTE

Notizen/Symptome/Unverträglichkeiten:

WOCHE:

	FRÜHSTÜCK	MITTAGESSEN	ABENDESSEN	SNACKS
MONTAG				
DIENSTAG				
MITTWOCH				
DONNERSTAG				
FREITAG				
SAMSTAG				
SONNTAG				

EINKAUFSLISTE

Notizen/Symptome/Unverträglichkeiten:

WOCHE:

	FRÜHSTÜCK	MITTAGESSEN	ABENDESSEN	SNACKS
MONTAG				
DIENSTAG				
MITTWOCH				
DONNERSTAG				
FREITAG				
SAMSTAG				
SONNTAG				

EINKAUFSLISTE

Notizen/Symptome/Unverträglichkeiten:

WOCHE:

	FRÜHSTÜCK	MITTAGESSEN	ABENDESSEN	SNACKS
MONTAG				
DIENSTAG				
MITTWOCH				
DONNERSTAG				
FREITAG				
SAMSTAG				
SONNTAG				

EINKAUFSLISTE

Notizen/Symptome/Unverträglichkeiten:

	FRÜHSTÜCK	MITTAGESSEN	ABENDESSEN	SNACKS
MONTAG				
DIENSTAG				
MITTWOCH				
DONNERSTAG				
FREITAG				
SAMSTAG				
SONNTAG				

EINKAUFSLISTE

Notizen/Symptome/Unverträglichkeiten:

	FRÜHSTÜCK	MITTAGESSEN	ABENDESSEN	SNACKS
MONTAG				
DIENSTAG				
MITTWOCH				
DONNERSTAG				
FREITAG				
SAMSTAG				
SONNTAG				

EINKAUFSLISTE

Notizen/Symptome/Unverträglichkeiten:

WOCHE:

	FRÜHSTÜCK	MITTAGESSEN	ABENDESSEN	SNACKS
MONTAG				
DIENSTAG				
MITTWOCH				
DONNERSTAG				
FREITAG				
SAMSTAG				
SONNTAG				

EINKAUFSLISTE

Notizen/Symptome/Unverträglichkeiten:

WOCHE:

	FRÜHSTÜCK	MITTAGESSEN	ABENDESSEN	SNACKS
MONTAG				
DIENSTAG				
MITTWOCH				
DONNERSTAG				
FREITAG				
SAMSTAG				
SONNTAG				

EINKAUFSLISTE

Notizen/Symptome/Unverträglichkeiten:

WOCHE:

	FRÜHSTÜCK	MITTAGESSEN	ABENDESSEN	SNACKS
MONTAG				
DIENSTAG				
MITTWOCH				
DONNERSTAG				
FREITAG				
SAMSTAG				
SONNTAG				

EINKAUFSLISTE

Notizen/Symptome/Unverträglichkeiten:

	FRÜHSTÜCK	MITTAGESSEN	ABENDESSEN	SNACKS
MONTAG				
DIENSTAG				
MITTWOCH				
DONNERSTAG				
FREITAG				
SAMSTAG				
SONNTAG				

EINKAUFSLISTE

Notizen/Symptome/Unverträglichkeiten:

WOCHE:

	FRÜHSTÜCK	MITTAGESSEN	ABENDESSEN	SNACKS
MONTAG				
DIENSTAG				
MITTWOCH				
DONNERSTAG				
FREITAG				
SAMSTAG				
SONNTAG				

EINKAUFSLISTE

Notizen/Symptome/Unverträglichkeiten:

WOCHE:

	FRÜHSTÜCK	MITTAGESSEN	ABENDESSEN	SNACKS
MONTAG				
DIENSTAG				
MITTWOCH				
DONNERSTAG				
FREITAG				
SAMSTAG				
SONNTAG				

EINKAUFSLISTE

Notizen/Symptome/Unverträglichkeiten:

	FRÜHSTÜCK	MITTAGESSEN	ABENDESSEN	SNACKS
MONTAG				
DIENSTAG				
MITTWOCH				
DONNERSTAG				
FREITAG				
SAMSTAG				
SONNTAG				

EINKAUFSLISTE

Notizen/Symptome/Unverträglichkeiten:

WOCHE:

	FRÜHSTÜCK	MITTAGESSEN	ABENDESSEN	SNACKS
MONTAG				
DIENSTAG				
MITTWOCH				
DONNERSTAG				
FREITAG				
SAMSTAG				
SONNTAG				

EINKAUFSLISTE

Notizen/Symptome/Unverträglichkeiten:

	FRÜHSTÜCK	MITTAGESSEN	ABENDESSEN	SNACKS
MONTAG				
DIENSTAG				
MITTWOCH				
DONNERSTAG				
FREITAG				
SAMSTAG				
SONNTAG				

EINKAUFSLISTE

Notizen/Symptome/Unverträglichkeiten:

WOCHE:

	FRÜHSTÜCK	MITTAGESSEN	ABENDESSEN	SNACKS
MONTAG				
DIENSTAG				
MITTWOCH				
DONNERSTAG				
FREITAG				
SAMSTAG				
SONNTAG				

EINKAUFSLISTE

Notizen/Symptome/Unverträglichkeiten:

	FRÜHSTÜCK	MITTAGESSEN	ABENDESSEN	SNACKS
MONTAG				
DIENSTAG				
MITTWOCH				
DONNERSTAG				
FREITAG				
SAMSTAG				
SONNTAG				

EINKAUFSLISTE

Notizen/Symptome/Unverträglichkeiten:

WOCHE:

	FRÜHSTÜCK	MITTAGESSEN	ABENDESSEN	SNACKS
MONTAG				
DIENSTAG				
MITTWOCH				
DONNERSTAG				
FREITAG				
SAMSTAG				
SONNTAG				

EINKAUFSLISTE

Notizen/Symptome/Unverträglichkeiten:

	FRÜHSTÜCK	MITTAGESSEN	ABENDESSEN	SNACKS
MONTAG				
DIENSTAG				
MITTWOCH				
DONNERSTAG				
FREITAG				
SAMSTAG				
SONNTAG				

EINKAUFSLISTE

Notizen/Symptome/Unverträglichkeiten:

WOCHE: _______________________

	FRÜHSTÜCK	MITTAGESSEN	ABENDESSEN	SNACKS
MONTAG				
DIENSTAG				
MITTWOCH				
DONNERSTAG				
FREITAG				
SAMSTAG				
SONNTAG				

EINKAUFSLISTE

Notizen/Symptome/Unverträglichkeiten:

WOCHE:

	FRÜHSTÜCK	MITTAGESSEN	ABENDESSEN	SNACKS
MONTAG				
DIENSTAG				
MITTWOCH				
DONNERSTAG				
FREITAG				
SAMSTAG				
SONNTAG				

EINKAUFSLISTE

Notizen/Symptome/Unverträglichkeiten:

WOCHE:

	FRÜHSTÜCK	MITTAGESSEN	ABENDESSEN	SNACKS
MONTAG				
DIENSTAG				
MITTWOCH				
DONNERSTAG				
FREITAG				
SAMSTAG				
SONNTAG				

EINKAUFSLISTE

Notizen/Symptome/Unverträglichkeiten:

WOCHE:

	FRÜHSTÜCK	MITTAGESSEN	ABENDESSEN	SNACKS
MONTAG				
DIENSTAG				
MITTWOCH				
DONNERSTAG				
FREITAG				
SAMSTAG				
SONNTAG				

EINKAUFSLISTE

Notizen/Symptome/Unverträglichkeiten:

WOCHE:

	FRÜHSTÜCK	MITTAGESSEN	ABENDESSEN	SNACKS
MONTAG				
DIENSTAG				
MITTWOCH				
DONNERSTAG				
FREITAG				
SAMSTAG				
SONNTAG				

EINKAUFSLISTE

Notizen/Symptome/Unverträglichkeiten:

	FRÜHSTÜCK	MITTAGESSEN	ABENDESSEN	SNACKS
MONTAG				
DIENSTAG				
MITTWOCH				
DONNERSTAG				
FREITAG				
SAMSTAG				
SONNTAG				

EINKAUFSLISTE

Notizen/Symptome/Unverträglichkeiten:

	FRÜHSTÜCK	MITTAGESSEN	ABENDESSEN	SNACKS
MONTAG				
DIENSTAG				
MITTWOCH				
DONNERSTAG				
FREITAG				
SAMSTAG				
SONNTAG				

EINKAUFSLISTE

Notizen/Symptome/Unverträglichkeiten:

	FRÜHSTÜCK	MITTAGESSEN	ABENDESSEN	SNACKS
MONTAG				
DIENSTAG				
MITTWOCH				
DONNERSTAG				
FREITAG				
SAMSTAG				
SONNTAG				

EINKAUFSLISTE

Notizen/Symptome/Unverträglichkeiten:

	FRÜHSTÜCK	MITTAGESSEN	ABENDESSEN	SNACKS
MONTAG				
DIENSTAG				
MITTWOCH				
DONNERSTAG				
FREITAG				
SAMSTAG				
SONNTAG				

EINKAUFSLISTE

Notizen/Symptome/Unverträglichkeiten:

	FRÜHSTÜCK	MITTAGESSEN	ABENDESSEN	SNACKS
MONTAG				
DIENSTAG				
MITTWOCH				
DONNERSTAG				
FREITAG				
SAMSTAG				
SONNTAG				

EINKAUFSLISTE

Notizen/Symptome/Unverträglichkeiten:

WOCHE:

	FRÜHSTÜCK	MITTAGESSEN	ABENDESSEN	SNACKS
MONTAG				
DIENSTAG				
MITTWOCH				
DONNERSTAG				
FREITAG				
SAMSTAG				
SONNTAG				

EINKAUFSLISTE

Notizen/Symptome/Unverträglichkeiten:

EINKAUFSLISTE

Notizen/Symptome/Unverträglichkeiten:

WOCHE:

	FRÜHSTÜCK	MITTAGESSEN	ABENDESSEN	SNACKS
MONTAG				
DIENSTAG				
MITTWOCH				
DONNERSTAG				
FREITAG				
SAMSTAG				
SONNTAG				

EINKAUFSLISTE

Notizen/Symptome/Unverträglichkeiten:

WOCHE:

	FRÜHSTÜCK	MITTAGESSEN	ABENDESSEN	SNACKS
MONTAG				
DIENSTAG				
MITTWOCH				
DONNERSTAG				
FREITAG				
SAMSTAG				
SONNTAG				

EINKAUFSLISTE

Notizen/Symptome/Unverträglichkeiten:

	FRÜHSTÜCK	MITTAGESSEN	ABENDESSEN	SNACKS
MONTAG				
DIENSTAG				
MITTWOCH				
DONNERSTAG				
FREITAG				
SAMSTAG				
SONNTAG				

EINKAUFSLISTE

Notizen/Symptome/Unverträglichkeiten:

	FRÜHSTÜCK	MITTAGESSEN	ABENDESSEN	SNACKS
MONTAG				
DIENSTAG				
MITTWOCH				
DONNERSTAG				
FREITAG				
SAMSTAG				
SONNTAG				

EINKAUFSLISTE

Notizen/Symptome/Unverträglichkeiten:

WOCHE: ______________________________

	FRÜHSTÜCK	MITTAGESSEN	ABENDESSEN	SNACKS
MONTAG				
DIENSTAG				
MITTWOCH				
DONNERSTAG				
FREITAG				
SAMSTAG				
SONNTAG				

EINKAUFSLISTE

Notizen/Symptome/Unverträglichkeiten:

WOCHE:

	FRÜHSTÜCK	MITTAGESSEN	ABENDESSEN	SNACKS
MONTAG				
DIENSTAG				
MITTWOCH				
DONNERSTAG				
FREITAG				
SAMSTAG				
SONNTAG				

EINKAUFSLISTE

Notizen/Symptome/Unverträglichkeiten:

www.ingramcontent.com/pod-product-compliance
Lightning Source LLC
Chambersburg PA
CBHW071452030726
47593CB00003B/973